ESSAI

SUR LA

PSEUDO-GASTRALGIE

CONSIDÉRÉE COMME

GASTRITE CHRONIQUE SIMPLE OU ULCÉREUSE

PAR

Gabriel BEAURIEUX,

Docteur en médecine de la Faculté de Paris,
Ancien externe des hôpitaux de Paris,
Ex-interne à l'Hôtel-Dieu d'Orléans.

PARIS

A. PARENT, IMPRIMEUR DE LA FACULTÉ DE MÉDECINE
29-31, RUE MONSIEUR-LE-PRINCE, 29-31

1879

ESSAI

SUR

LA PSEUDO-GASTRALGIE

CONSIDÉRÉE COMME

GASTRITE CHRONIQUE SIMPLE OU ULCÉREUSE

ESSAI

SUR LA

PSEUDO-GASTRALGIE

CONSIDÉRÉE COMME

GASTRITE CHRONIQUE SIMPLE OU ULCÉREUSE

PAR

Gabriel BEAURIEUX,
Docteur en médecine de la Faculté de Paris,
Ancien externe des hôpitaux de Paris,
Ex-interne à l'Hôtel-Dieu d'Orléans.

PARIS
A. PARENT, IMPRIMEUR DE LA FACULTÉ DE MÉDECINE
29-31, RUE MONSIEUR-LE-PRINCE, 29-31

1879

ESSAI SUR LA SPEUDO-GASTRALGIE

CONSIDÉRÉE COMME

GASTRITE CHRONIQUE SIMPLE OU ULCÉREUSE

Avant de commencer ce travail, il nous faut tout d'abord, et cela, nous le faisons avec le plus grand plaisir et la reconnaissance la plus profonde, remercier M. le professeur Peter, sous l'habile direction duquel nous avons fait nos premiers pas dans la carrière, et qui a bien voulu nous inspirer encore, alors que nous touchons à la fin de nos études.

Nous ne nous méprenons pas sur la difficulté de la tâche, que nous avons entreprise, d'exposer les doctrines professées par ce maître éminent sur un sujet qui a donné lieu déjà à tant de controverses et à tant de luttes passionnées. Mais nous avons conscience d'avoir fait tous nos efforts pour mériter l'approbation de notre maître et l'indulgence de nos juges. Nous espérons que leur bienveillance ne voudra pas voir de présomption là où il n'y a eu de notre part que de la bonne volonté.

AVANT-PROPOS.

Nous n'avons certes pas la prétention de traiter un sujet nouveau. Nous n'ignorons pas qu'il existe de nombreux travaux qui ont démontré déjà que la gastralgie, considérée en tant que maladie essentielle, n'était pas aussi fréquente qu'on s'était plu à le dire autrefois. Tous nos auteurs contemporains admettent qu'elle est le plus souvent symptomatique d'une lésion, soit inflammatoire, soit néoplasique, de l'estomac ou d'un des organes annexes de ce viscère; soit encore l'expression d'une diathèse ou d'une affection du système nerveux central. Il suffit de lire un de nos traités classiques pour voir quelles difficultés l'on rencontre souvent, dès qu'il s'agit de préciser si l'on a affaire à la douleur essentielle de l'estomac, ou à la douleur symptomatique d'une affection chronique de cet organe.

En clinique, on procède dans la majorité des cas par élimination, et c'est lorsqu'on n'a pu trouver aucune explication satisfaisante, soit dans l'état local, soit dans l'état général du sujet, que l'on porte le diagnostic de gastralgie simple.

Cependant nous croyons qu'il est des cas où, malgré toutes ces lenteurs prudentes, l'on ne parvient pas à éviter l'erreur, et notre but a été d'appeler l'attention sur eux. Nous pensons, après M. le professeur Peter, qu'on ne saurait trop se défier de ces *pseudo-gastralgies* qui trompent l'observateur le plus attentif, et l'endorment dans une sécurité dangereuse vis-à-vis des lésions existantes, mais qui ne se manifestent que par le symptôme douleur. De là à un traitement irrationnel, ou même à l'absence de tout traitement, il n'y a pas loin, et il serait superflu d'en déduire les conséquences.

C'est pourquoi nous avons cru que nous ne ferions pas une œuvre inutile, en ajoutant les quelques observations que nous avons pu rassembler ou recueillir, à celles qui peuvent exister déjà dans la science.

Dans une première partie nous ferons un résumé très succinct de l'historique du sujet. Notre second chapitre sera consacré au tableau symptomatologique de l'accès gastralgique et à la discussion du diagnostic étiologique de cette affection. Enfin, nous essaierons de prouver, dans une troisième partie, en nous appuyant sur nos observations, qu'on a souvent affaire à une pseudo-gastralgie, c'est-à-dire à une douleur de l'estomac symptomatique d'une lésion de cet organe, alors que l'on croit n'avoir devant soi que l'élément douleur sans substratum anatomique.

HISTORIQUE.

« On pourrait trouver quelques indications sur les gastralgies dans les livres les plus anciens, même dans ceux d'Hippocrate et de Galien; mais il est facile de se convaincre que ces notions étaient très vagues. On reconnaît surtout les traits propres à cette maladie dans les descriptions que les anciens nous ont laissées des affections vaporeuses, de l'hystérie et de l'hypochondrie.

« Cependant, depuis le XVIIe siècle surtout, la gastralgie simple a occupé une place importante et distincte dans les traités de médecine, où elle est décrite sous les noms de gastralgie et de gastrodynie. Elle a été l'objet de recherches spéciales de la part de Wilrich, de Stahl, de Hoffmann et de Trnka, qui publia sur la gastralgie une monographie assez estimée (1). »

Tel était l'état de la science à ce sujet, quand Broussais vint renverser toutes les théories émises par ses prédécesseurs, en affirmant que l'inflammation seule causait tous les désordres et qu'elle suffisait à les expliquer. Il substituait aux termes vagues de névroses et de vapeurs une entité physiologique dont chacun pouvait observer et suivre les effets. Cela explique le nombre et l'ardeur de ses partisans. Mais, comme tous les novateurs, il exagéra la portée de ses doctrines, et cela explique aussi le nombre et l'ardeur de ses adversaires.

Barras (1), dès 1827, s'élève contre le rôle exclusif qu'on voulait faire jouer à la gastrite, et s'efforce de démontrer que, loin d'être aussi fréquente qu'on le prétendait, elle devait, dans la majorité des cas, céder le pas à la gastralgie; sous cette dénomination il en-

(1) Grisolle, Traité de pathologie interne, t. II.
(2) Traité des gastralgies et des entéralgies, 1827.

globait aussi bien les névroses non douloureuses (dyspepsies) que la névralgie de l'estomac.

A peu près à la même époque, le Dr Johnson, en Angleterre, et le Dr Schmidman, en Allemagne, publièrent des mémoires fort intéressants sur le même sujet. L'enthousiasme avec lequel le monde médical avait accueilli les idées nouvelles professées par Broussais fut suivi d'une réaction telle, que ses adversaires en vinrent jusqu'à nier l'existence même de la gastrite.

Cet état de choses, qui peut nous étonner aujourd'hui, trouve son explication naturelle dans ce fait que l'anatomie pathologique était encore à créer à cette époque.

Mais au fur et à mesure qu'on s'appliqua davantage à rechercher sur le cadavre l'interprétation des désordres fonctionnels observés pendant la vie, la plupart des théories émises, même celles qui semblaient le plus rigoureusement déduites, ne supportèrent plus la discussion. Il fallut bien s'incliner devant des lésions que l'on pouvait voir et toucher.

Les travaux de Cruveilhier (1830) sur l'ulcère simple de l'estomac, confirmés plus tard par Rokitansky, ceux de Louis et d'Andral sur l'anatomie pathologique des gastrites, firent rendre aux inflammations de l'estomac le rang qui leur était dû dans le cadre nosologique. L'importance du rôle qu'on faisait jouer à la gastralgie idiopathique, en diminua d'autant.

Non seulement les modernes ont confirmé par leurs recherches propres les recherches de leurs devanciers, mais ils ont encore élargi le cercle de leurs investigations. Que de gastralgies essentielles qui sont devenues des gastrites chroniques dues à l'alcoolisme ou à l'urémie, ou encore à cette manifestation spéciale de la tuberculose à laquelle Brinton a donné le nom de phthisie gastrique!

Et ce n'est pas seulement à l'anatomie pathologique, mais encore à un examen clinique plus approfondi, qu'on a dû de voir la lumière se faire de plus en plus. Personne n'ignore aujourd'hui qu'il est des gastralgies considérées comme *essentielles*, qui, après avoir résisté à tous les traitements dirigés contre elles, cèdent avec une étonnante rapidité à l'iodure de potassium ou au mercure (1).

Un nombre d'observations, suffisant pour entraîner la conviction, démontre surabondamment qu'il en est de non moins *essentielles*, qui se jugent par l'apparition d'un ictère ou l'expulsion d'un calcul biliaire.

Aussi quelques-uns des auteurs modernes semblent-ils vouloir se refuser à faire de la gastralgie une entité nosologique. C'est en vain qu'on en rechercherait une description dogmatique dans le remarquable traité de Brinton. Luton (de Reims) (art. Dyspepsie, du *Nouveau Dictionnaire de médecine et de chirurgie pratiques*) lui consacre à peine quelques lignes. Ce n'est plus, pour lui, qu'une forme douloureuse de la dyspepsie, celle à laquelle on a donné le nom de dyspepsie gastralgique.

Cependant, l'accord est loin d'être fait, à ce sujet, et la plupart de nos maîtres admettent une gastralgie idio-

(1) Cas cités dans le mémoire de MM. L. Gros et Lancereaux.

pathique, qui, pour eux, n'est autre qu'une névralgie de l'estomac. Cette gastralgie peut laisser intactes, dans une certaine mesure, les fonctions digestives (gastralgie simple), ou bien s'accompagner de troubles gastriques (gastralgie dyspeptique). Il est rare, d'ailleurs, que ces deux phénomènes, douleur et digestion difficile, ne soient pas concomitants. On trouve, dans les traités de Requin, de Grisolle, dans ceux de MM. les professeurs Hardy et Béhier, de M. le professeur Jaccoud, une description détaillée de cette affection. M. Noël Guéneau de Mussy (1), dont nous nous honorons d'avoir été l'élève, lui réserve, dans sa Clinique médicale de l'Hôtel-Dieu, un chapitre entier sous le nom de *cardialgie*, celui de gastralgie ayant le tort, à ses yeux, d'être beaucoup trop général.

Au reste, c'est à ces différents auteurs que nous avons emprunté les matériaux à l'aide desquels nous avons cherché à établir le tableau clinique de la gastralgie simple, telle qu'elle est admise de nos jours.

La gastralgie, c'est la névralgie de l'estomac, dit Grisolle. M. le professeur Jaccoud la définit : « Une douleur paroxystique qui occupe la sphère gastrique du nerf vague et du sympathique, et qui est indépendante de toute lésion appréciable des tuniques de l'estomac.»

(1) Clinique médicale de l'Hôtel-Dieu, t. II.

Les causes de cette affection sont nombreuses. Le sexe féminin, la jeunesse et l'âge adulte, la vie sédentaire semblent y prédisposer, ainsi que les gastrites antécédentes (Grisolle).

Des altérations des nerfs vague et sympathique, analogues à celles qu'on a pu observer sur le sciatique et le trijumeau, ne seraient que des causes probables (Jaccoud). Il n'existe pas encore, en effet, d'observation anatomo-pathologique qui soit venue confirmer cette hypothèse.

L'usage répété de substances alimentaires grossières et indigestes, ou trop excitantes, telles que le café, le thé, l'alcool, la glace, l'abus des épices, peuvent souvent être incriminés. Il faut y ajouter certaines substances médicamenteuses, telles que la térébenthine, le copahu, les drastiques, la quinine (Grisolle, Jaccoud). Les chagrins, les veilles prolongées, les excès de toute sorte peuvent, en produisant l'anémie, engendrer aussi la gastralgie.

Dans d'autres cas, c'est à des tumeurs comprimant dans un point quelconque de leur trajet les nerfs qui fournissent à l'estomac, ou comprimant même directement le plexus solaire (cancer du pancréas, anévrysme de l'aorte), qu'il faut attribuer les désordres observés. M. le professeur Jaccoud cite même tout au long une observation fort intéressante où la réduction d'un varicocèle causait tous les accidents.

Plus souvent on a affaire à des lésions du système nerveux central ou à des maladies des organes abdominaux (Jaccoud). Parmi ces dernières, les affections de l'utérus ou de ses annexes (inflammation, troubles physiologiques, déplacements) jouent le principal rôle.

L'hystérie, l'hypochondrie, l'intoxication saturnine ou paludéenne, la tuberculose au début, l'anémie, mais surtout la chlorose, coexistent souvent avec la gastralgie. On devrait aussi tenir grand compte de l'arthritisme dans la genèse de cette affection (N. Gueneau de Mussy).

La douleur gastralgique débute, en général, subitement; dans quelques cas cependant, elle est précédée de pyrosis ou de vomissements pituiteux. Elle a pour caractère d'être intermittente. Elle siège le plus souvent au niveau du creux épigastrique, mais il est des cas où elle se manifeste dans la région dorsale. Elle est très vive, lancinante; il semble aux malades que leur estomac se tord violemment, d'où le nom de *crampes d'estomac* qui lui avait été donné autrefois. Elle s'irradie en ceinture, en produisant une sensation de constriction affreusement pénible. Chez certains malades, une pression forte diminue la douleur; chez d'autres elle l'exaspère. Quelquefois l'estomac est très distendu par des gaz, mais le plus souvent il est rétracté le long de la colonne vertébrale. Les malades sont tourmentés par un sentiment profond d'angoisse et de défaillance qui peut aller jusqu'à la syncope. En outre, cet état peut se compliquer de nausées et de vomissements qui rendent la situation plus pénible encore. L'ingestion des aliments provoque les crises chez quelques-uns; chez d'autres, elle les fait cesser.

Au milieu de tous ces phénomènes le pouls n'augmente pas de fréquence. Puis, l'accès passé, tout rentre dans le calme, sauf dans certaines crises très violentes, à la suite desquelles le malade reste courbaturé et conserve pendant un certain temps de la douleur au creux épigastrique.

Le déclin de l'accès est quelquefois marqué par l'excrétion d'une grande quantité de gaz. Cette excrétion qui se fait le plus souvent par la bouche est, en général, suivie d'un soulagement notable. L'urine rendue après les crises est presque toujours plus aqueuse.

Ces accès peuvent se renouveler plus ou moins fréquemment, et laisser, dans leur intervalle, le malade dans un état de santé excellent. C'est même là, pour ainsi parler, la caractéristique de la gastralgie, car, s'il se produit un amaigrissement notable et rapide, indiquant des troubles profonds de la nutrition, il faut songer à une erreur de diagnostic, et rechercher s'il n'existe pas un ulcère ou une tuberculose commençante (Jaccoud).

Cependant Grisolle admet une gastralgie chronique qui serait caractérisée, selon lui, par des digestions difficiles et douloureuses pendant l'intervalle des accès, par un appétit tantôt nul, tantôt vorace, par des renvois nidoreux et fétides, s'accompagnant d'empâtement de la langue et d'amertume de la bouche, en même temps que d'un mauvais état général (dyspepsie gastralgique). Mais cette variété, d'après M. le professeur Jaccoud, doit être éliminée du groupe des gastralgies : « Il ne s'agit là, dit-il, que d'un catarrhe chronique compliqué d'accès de névralgie. »

Nous nous sommes demandé s'il était utile, après cet exposé, de donner le diagnostic différentiel de la gastralgie. Pour nous, il n'y a qu'une seule cause d'erreur possible, c'est d'assigner l'estomac pour siège à une douleur qui a au contraire sa source dans les parties voisines.

L'entéralgie, quand elle occupe plus spécialement le côlon transverse, la névralgie intercostale, dans quelques cas une douleur musculaire ayant son siège dans les grands droits au niveau du creux épigastrique (Axenfeld, in Path. de Requin), peuvent en effet induire en erreur un observateur peu attentif. Mais, lorsqu'il est bien établi que l'on est en présence d'une douleur de l'estomac, on ne peut plus, comme disait dernièrement M. le professeur Peter (1), la confondre qu'avec elle-même. En un mot, c'est le diagnostic étiologique seul qui reste à faire, et c'est là que doivent tendre tous les efforts du praticien. C'est là, en effet, que résident toutes les difficultés, car nous croyons qu'aujourd'hui encore, malgré toutes les restrictions qui ont déjà été apportées à la gastralgie simple, on est encore trop souvent tenté de l'admettre. Il reste comme un vieux levain des querelles passionnées soulevées par les idées de Broussais, qui entraîne certains auteurs à refuser, avec la meilleure bonne foi, du reste, tout substratum anatomique à la douleur de l'estomac et à la dyspepsie qui l'accompagne, dès qu'on n'observe pas en même temps tous les désordres qui sont produits en général par un

(1) Cours de la Faculté, 1879.

état inflammatoire ou une affection néoplasique de l'organe de la digestion.

Pour nous, nous avons la persuasion que, dans un temps plus ou moins éloigné, on aura su trouver des lésions ignorées qui expliqueront facilement certaines gastralgies encore inexplicables. C'est d'ailleurs une réserve qu'a soin de faire M. le professeur Jaccoud dans sa définition de la gastralgie, quand il dit que c'est une douleur qui a son siège dans les nerfs de l'estomac sans lésion *appréciable* des tuniques de ce viscère. Nous dirons plus : nous croyons qu'actuellement même, il est des cas nombreux où l'on porte le diagnostic *gastralgie simple*, quand c'est celui de *gastrite*, soit au début, soit confirmée, que l'on devrait porter. Si nous osons émettre cette proposition d'une façon aussi affirmative, c'est que certains auteurs l'ont déjà formulée. Ainsi Luton (in art. Estomac du dict. de Jaccoud) dit ceci : « Il n'y a guère de désordre fonctionnel de l'estomac qui ne soit corrélatif à un certain degré d'irritation, s'il n'est pas lui-même l'expression d'une gastrite réellement établie. »

Et, en effet, n'a-t-on pas lieu d'être étonné en voyant que l'estomac aurait le privilège de subir une douleur essentielle, c'est-à-dire dont la raison d'existence doit être inconnue, quand des causes identiquement les mêmes produisent dans les autres organes des désordres fonctionnels ou des lésions anatomiques qui suffisent amplement à expliquer la douleur qui les accompagne? Qu'on lise un auteur quelconque de ceux qui ont traité de la gastralgie, et l'on trouve en tête des causes les plus fréquentes de cette affection l'usage de la glace! Eh bien! que se passe-t-il quand un doigt, par exemple, est resté un certain temps en contact avec cette substance? Bientôt il y a une contraction des vaisseaux, d'où la pâleur de l'organe, puis ensuite une dilatation de ces mêmes vaisseaux, d'où la rougeur qui succède à l'anémie mécanique qu'on avait pu observer tout d'abord; en même temps il existe une sensation douloureuse de chaleur et de cuisson. Si l'on s'en tient là, tout rentre bientôt dans l'ordre. Si le contact a été prolongé, il se fait une véritable désorganisation des tissus, accompagnée d'une douleur très vive. Est il jamais venu à l'esprit de qui que ce soit de dire que l'on avait affaire là à une douleur essentielle du doigt? Et cependant tous les jours on dira à un malade atteint de douleur de l'estomac, à la suite de l'ingestion habituelle de la glace, qu'il est atteint de gastralgie simple. Nous avouons qu'il nous semblerait plus rationnel de dire, non pas qu'il y a gastrite, si les accidents étaient de date récente, mais tout au moins hypérémie, irritation de la muqueuse gastrique, pouvant aller, si la cause n'était pas supprimée, jusqu'à constituer une gastrite vraie. Car nous ne voyons pas pourquoi la même cause qui, appliquée au doigt, produit des troubles profonds de la circulation d'abord, puis des lésions de vitalité des tissus ensuite, n'agirait pas de même quand elle serait appliquée à l'estomac.

Nous avons choisi comme exemple l'usage de la glace, mais nous pourrions trouver les mêmes arguments pour les autres ingesta, soit alimentaires, soit médicamenteux, qui sont regardés comme pouvant causer la gastralgie.

Pour ne parler que des drastiques, nous serions en droit de nous demander comment leur abus n'engendrera qu'une névrose de l'estomac, quand sur le même individu il donnera lieu à une entérite. Nous n'avons vu nulle part en effet que la muqueuse gastrique différât essentiellement de la muqueuse intestinale au point de vue de sa circulation et de son innervation.

Mais, nous dira-t-on, vous ne pouvez pas admettre qu'il y ait eu une gastrite chez un individu qui n'aura eu d'autres accidents qu'une douleur passagère de quelques jours ou de quelques heures, et qui jouit d'une excellente santé ensuite, s'il rompt avec certaines habitudes. Non, certes, il n'y a pas eu gastrite, mais il y a eu commencement de gastrite; et nous sommes convaincu que, si la cause avait persisté, la gastrite se serait établie franchement. Du reste, n'est-ce pas prouvé d'une façon péremptoire pour l'alcool, qu'on compte aussi au nombre des substances dont l'usage habituel peut faire redouter l'apparition de la gastralgie simple? Tous les jours on trouve sur les tables des amphithéâtres l'explication de ces accidents prétendus *essentiels*.

Nous lisions, non sans surprise, dans un article de Valleix (1), le compte-rendu d'une observation de gastralgie dont la cause était attribuée à l'usage d'aliments fortement épicés. Le malade présentait, dit l'auteur, sur la muqueuse buccale des inflammations légères,

(1) Bulletin de thérap., juin 1844.

mais *évidentes*. Eh quoi ! ce qui avait pu produire une inflammation évidente en différents points de la muqueuse buccale, après le temps si court pendant lequel se fait le passage des aliments dans la bouche, ne produirait qu'une douleur essentielle de l'estomac! Nous ne pouvons admettre qu'il en soit ainsi, et il nous paraît bien plus simple et plus logique de penser que le contact prolongé qui a *nécessairement* lieu entre la muqueuse gastrique et les aliments ingérés, avait permis à ceux-ci de déterminer une inflammation de cette dernière, absolument analogue à celle qui était observée du côté de la muqueuse buccale, sinon plus prononcée.

Que si l'on objecte que tout cela n'est qu'une vue de l'esprit, que nous admettons trop facilement une inflammation passagère, ou, pour mieux rendre notre pensée, une tendance inflammatoire de l'estomac, capable suivant nous d'expliquer dans bien des cas la douleur prétendue essentielle de l'estomac, nous ne pouvons mieux faire ici que de citer textuellement l'opinion de Luton à ce sujet : « Ainsi envisagée dans ses formes initiales, et susceptible d'un prompt avortement, la gastrite est bien certainement l'une des maladies les plus fréquentes qu'il soit donné d'observer. Le plus léger écart de régime, un aliment mal préparé ou indigeste, un médicament pris à trop forte dose, une matière âcre quelconque, introduite dans l'estomac, etc., provoquent immédiatement les premiers phénomènes de la série inflammatoire. Qui plus est, la digestion normale s'accompagnant d'une hyperémie excessive de la muqueuse gastrique, d'une sécrétion abondante du fluide digestif et aussi du mucus, de fièvre même, constitue une véritable irritation de l'estomac; et, comme la limite entre l'état physiologique et l'état morbide n'existe pas d'une façon absolue, on peut dire que chaque repas nous place périodiquement sur la voie de la gastrite. Il est vrai que tout cet appareil quasi maladif se dissipe avec la même facilité qu'il met à se manifester : l'éloignement de l'irritant, le repos de l'organe, etc., rétablissent bientôt l'estomac dans ses conditions habituelles d'irritabilité, sans qu'il reste aucune trace d'un tel paroxysme. On comprend que l'anatomie pathologique ne rende pas un compte très exact de cette phase primaire de la gastrite. La mort dissipe promptement ces congestions fonctionnelles ou maladives, aussi bien du côté de l'estomac que vers la peau atteinte d'un exanthème simplement érythémateux. On ne voit persister que les hyperémies très-intenses et touchant presque à l'ecchymose, que le boursouflement, le ramollissement et l'ulcération de la muqueuse stomacale. Si c'est à ces caractères seulement que l'on reconnaît la gastrite, il faut convenir qu'en effet cette maladie est relativement assez rare. Mais c'est tout à fait arbitrairement que l'on rejette de la classe des gastrites les formes légères et fugaces que nous avons signalées; autant refuser le nom d'ophthalmies à ces hyperémies passagères de la conjonctive produites par la présence d'un corps étranger sur les paupières, et que quelques heures suffisent à dissipe après l'éloignement de leur cause occasionnelle, pour ne l'appliquer qu'aux conjonctivites purulentes les plus graves, et qu'à l'inflammation du globe oculaire lui-même. L'anatomie pathologique, pour ne pas rester lettre morte, ne doit que confirmer les notions étiologiques et physiologiques antérieurement acquises, sans toutefois conserver l'empreinte nécessaire des actions qui n'ont pas dépassé une certaine limite d'intensité et de durée (1). »

Et d'ailleurs ce même auteur donne plus loin un argument décisif en faveur des idées qu'il préconise, en rapportant ce qui suit (2) : » Il a été donné dans une circonstance unique, celle du Canadien de W. Beaumont, de voir ce qui se passe du côté de l'estomac, lorsqu'à la suite d'écarts de régime se manifestaient les signes rationnels de la gastrite saburrale ou muqueuse; la sécrétion du suc gastrique se tarissait, la muqueuse s'hyperémiait néanmoins et laissait exhaler un enduit épais, visqueux et à réaction alcaline, en même temps qu'elle se couvrait de quelques aphtes; l'hyperémie allait quelquefois jusqu'aux sugillations sanguines. Ces lésions disparaissaient bientôt et le retour de l'appétit coïncidait avec la reproduction du suc digestif. »

Si nous nous sommes cru le droit de discuter la gastralgie de causes extérieures (ingesta), nous sommes tout aussi tenté de le faire pour la gastralgie de causes internes, telles que les diathèses et les affections des organes qui sont, comme on le dit, en relations *sympathiques* avec l'estomac.

(1) Loc. cit.
(2) Loc. cit.

Ainsi, malgré le profond respect que nous avons pour notre savant maître, M. Noël Gueneau de Mussy, nous ne pouvons, pour ce qui est de l'arthritisme, partager ses opinions au point de vue des manifestations cardialgiques de cette diathèse. Nous donnons en effet une interprétation tout à fait différente de la sienne aux observations qu'il publie dans sa Leçon (1) sur la cardialgie. Elles ont trait à des malades atteints d'eczéma et autres manifestations arthritiques, qui se sont vus en proie à des crises gastralgiques extrêmement pénibles, immédiatement après la disparition spontanée ou voulue de leurs accidents diathésiques. Pour notre maître, cette cardialgie est essentielle au premier chef; pour nous, elle n'est autre chose que le symptôme d'une congestion ou même d'une inflammation métastatique de l'estomac, au même titre que le point de côté, les coliques et la céphalalgie ne sont que les symptômes des pneumonies, des diarrhées et des congestions cérébrales qu'on a vues suivre souvent la disparition d'une éruption dartreuse. Car, s'il n'en est pas ainsi, nous demanderons encore une fois pourquoi ce qui est douleur symptomatique d'un état inflammatoire ou congestif pour les autres viscères, sera douleur essentielle pour l'estomac.

Tout ce qu'on peut accorder, dit M. le professeur Peter à ce sujet, c'est que les arthritiques sont plus facilement atteints que les autres d'hyperémie des muqueuses,

(1) Loc. cit.

d'où la tendance qu'ils ont aux inflammations, aussi bien du côté de l'estomac que du côté des séreuses.

Le même professeur, dont nous citons presque textuellement les paroles (1), se demande si, chez les hystériques elles-mêmes, la gastralgie est purement nerveuse. Selon lui, les hystériques, qui se refusent à manger parce qu'elles éprouvent une douleur essentielle, purement nerveuse, sont une exception. Ces troubles gastriques sont au contraire le plus souvent la conséquence d'une légère lésion stomacale pouvant devenir plus considérable un jour. Les femmes qui en sont atteintes sont surtout des hystériques débiles qui ont des hyperémies faciles des muqueuses. Leur pneumogastrique a une impressionnabilité exagérée. La moindre congestion les fait extrêmement souffrir, eu égard à cette impressionnabilité. Or, qu'arrive-t-il ? C'est que l'anorexie hystérique survient bientôt par la crainte qu'elles ont de souffrir en mangeant, d'où la débilitation de l'estomac et ses conséquences. Dans ce cas, elles succombent par inanition ou par phthisie tuberculeuse. Et, en effet, la gastralgie et l'anorexie ne sont pas plus difficiles à expliquer que les palpitations chez les hystériques. Tous ces phénomènes sont sous la dépendance de l'irritabilité du pneumogastrique. Il n'y qu'une différence, c'est que les autres phénomènes nerveux sont intermittents, tandis que la gastralgie et l'anorexie sont persistantes, ce qui prouve encore mieux, du reste, qu'il y a là quelque chose de plus que l'excitation

(1) Loc. cit.

passagère du nerf. En un mot, de même que l'aphonie que présentent souvent ces malades ne résulte d'autre chose que d'une hyperémie laryngée s'adressant à un pneumogastrique irritable, de même la gastralgie, quand elle s'observe chez elles, n'est due qu'à la congestion avec tendance inflammatoire de la muqueuse gastrique.

Et si nous venons à parler maintenant de la gastralgie si fréquemment symptomatique d'un déplacement de l'utérus, pourra-t-on nous affirmer qu'on est en face d'une douleur essentielle de l'estomac? Tout ce que nous pouvons admettre, c'est qu'il y a là une douleur propagée. Elle s'explique facilement d'ailleurs par les relations intimes qui sont établies entre la matrice et l'estomac, eu égard aux anastomoses qui relient le plexus solaire au plexus hypogastrique. Mais de là à une douleur idiopathique il y a loin. Au surplus, la meilleure preuve que nous puissions fournir en faveur de notre opinion, nous la trouvons dans l'observation clinique. Les ouvrages qui ont trait à ce sujet sont remplis d'exemples de femmes atteintes, depuis un temps quelquefois extrêmement long, de douleurs de l'estomac rebelles à tous les traitements institués pour les combattre, et qui ont disparu comme par miracle à la suite de l'application d'un pessaire. Dans son traité de la dyspepsie, Beau n'hésite pas à ranger parmi les causes de la dyspepsie symptomatique ce qu'il appelle les métropathies dont sont atteintes le plus souvent les filles gastralgiques, chlorotiques, etc., etc. A ce propos, il cite l'observation fort intéressante d'une dame atteinte de mobilité utérine, se traduisant par des symptômes gastralgiques qui cédèrent à un exercice plus modéré que celui auquel elle se livrait d'habitude. Dans ce cas, nous ne sommes certes pas en droit de dire qu'il y a gastrite, mais il n'y a pas non plus gastralgie simple, puisque le redressement de l'utérus déplacé chez certaines femmes, ou la guérison d'une affection chronique de l'organe de la gestation chez d'autres, suffiront pour faire cesser les douleurs de l'estomac. Nous ne nions pas que la douleur ressentie ne soit purement nerveuse, mais ce n'est plus une entité morbide, c'est un simple symptôme qui n'a conséquemment rien d'essentiel, puisqu'il dépend d'une cause qu'on peut toujours découvrir, si l'on fait un examen complet et sérieux. Et alors ce n'est plus une viscéralgie, car, ainsi que l'a dit M. le professeur Laboulbène (Thèse d'agrég., 1860) : « Toutes les douleurs symptomatiques ne sont pas et ne peuvent être de véritables névralgies viscérales. »

Nous touchons maintenant à un point plus délicat de la question ; c'est lorsqu'il s'agit de donner une interprétation aux crises gastralgiques qui sont la manifestation de cet état général à phénomènes complexes, auquel on a donné le nom de chlorose. M. le professeur Germain Sée (1) range ces troubles gastriques parmi les dyspepsies nervoso-vasculaires qui sont la suite d'une ischémie de la muqueuse gastrique. Or, comme un tissu ischémié ne peut rester longtemps

(1) Thèse d'agrégation, Raymond, 1878.

sain, il s'y fait bientôt des lésions suffisantes pour expliquer les troubles de l'estomac et enlever tout caractère d'essentialité à la douleur qui en est symptomatique. Luton (1), lui, met la chlorose sous la dépendance d'une lésion ulcéreuse de l'estomac ; ce n'est plus elle qui est cause, elle devient symptôme. Et il appuie ses arguments : 1° sur des hématémèses qu'on ne pouvait, dit-il, regarder à aucun titre comme supplémentaires du flux menstruel ; 2° sur l'efficacité du perchlorure de fer, non moins évidente dans le traitement de la chlorose que dans celui de l'ulcère simple.

M. le professeur Peter (1) trouve cette théorie absolument fausse, et il faut, selon lui, en renverser les termes. Il ne nie pas que l'ulcère simple puisse engendrer l'anémie, mais il n'admet pas qu'il puisse produire la chlorose. Pour lui, voici comment la chose se passe : Une jeune fille voit tout à coup ses règles se supprimer, puis bientôt après son visage prend la teinte verdâtre caractéristique, en même temps que dans le reste de son organisme se manifestent des troubles profonds de la circulation et de la nutrition générale. La membrane muqueuse de l'estomac subit, comme les autres organes, cette atteinte portée à sa vitalité, et elle ne tarde pas à le manifester par une insuffisance dans la qualité de ses sécrétions. Alors la malade devient dyspeptique ; elle recherche instinctivement dans les ingesta ce qui manque à son suc gastrique pour que la digestion se

(1) Loc. cit.

(2) Communication orale.

fasse normalement, d'où le pica et la malacia qu'on observe chez elle. Le plus souvent, ce sont les aliments acides, tels que les cornichons, les fruits verts, la salade très vinaigrée, qu'elle mange avec le plus d'avidité. Et en cela les chlorotiques ne font pas autre chose, d'après une comparaison spirituelle de M. Peter, que ce que font les poules dans un autre but, en avalant, en même temps que les graines qui leur servent de nourriture, de petits grains de sable. Or il ne faudrait pas croire que c'est sans motif qu'elles agissent ainsi. C'est leur instinct qui les pousse à introduire dans leur gésier les dents qui manquent à leurs premières voies digestives. L'instinct pousse de même les chlorotiques à introduire dans leur estomac les acides qu'il réclame, et qui ne lui sont pas fournis en quantité suffisante par la muqueuse ischémiée. Puis, peu à peu, l'état général restant le même, c'est-à-dire mauvais, aux désordres fonctionnels succèdent des lésions anatomiques pouvant aller jusqu'à l'ulcération, et donnant lieu à des douleurs parfois atroces de l'estomac, accompagnées dans quelques cas d'hématémèses. Dira-t-on encore que, dans ces cas, la gastralgie est essentielle et purement nerveuse?

Nous nous résumerons donc en disant, non pas qu'il n'y a pas de gastralgie simple, mais qu'elle est extrêmement rare. Ce n'est qu'en l'absence de toute explication rationnelle que le praticien doit l'admettre, sous peine de prendre une pseudo-gastralgie pour une gastralgie vraie. L'observation suivante, que nous tirons de la thèse d'agrégation de Raymond, et à laquelle nous pourrions en ajouter bien d'autres, le prouve surabondamment : « Nous avons vu avec M. le professeur Vulpian, dit cet auteur, une malade qui, pendant 3 ans, a eu un état dyspeptique permanent. Le médecin de la ville qui la soignait, d'ailleurs *très instruit*, l'avait considérée comme atteinte d'une dyspepsie vraie : elle était atteinte d'une ataxie fruste, avec douleurs gastralgiques et troubles dyspeptiques extrêmement accentués. »

Et s'il est si difficile d'éviter l'erreur et si commun de prendre le symptôme gastralgie pour la maladie qui le provoque, gastrite, affection utérine, etc., combien n'est-il pas plus fréquent encore de voir les hommes les plus éminents faire fausse route, quand il s'agit de la pseudo-gastralgie due à l'ulcère simple de l'estomac ou à la gastrite chronique ! C'est ce que nous allons nous efforcer de démontrer dans le chapitre qui va suivre.

Quand on se livre à des recherches minutieuses, ainsi que nous avons dû le faire pour constituer notre travail, on reste frappé d'étonnement en voyant combien sont nombreux les points de ressemblance qu'on trouve dans l'histoire, tant étiologique que clinique, de la gastralgie et de l'ulcère simple.

Pour l'une comme pour l'autre de ces affections, c'est

le sexe féminin qui semble être la cause prédisposante la plus fréquemment observée. Brinton, sur 654 cas d'ulcère simple, compte 440 femmes et seulement 214 hommes; proportion : 2 : 1 environ; c'est entre la puberté et la ménopause que s'accentue surtout cette différence. Quant aux causes externes (ingesta), on retrouve les mêmes, aussi bien quand il s'agit de la névrose de l'estomac que de la gastrite aiguë, chronique ou ulcéreuse. L'ulcère simple a pour signe presque pathognomonique la coïncidence d'une douleur au creux épigastrique et d'une douleur spinale correspondante. Cette même douleur dorsale a été signalée dans la gastralgie. Mais, à ce sujet, qu'il nous soit permis de faire une réserve et de nous demander s'il n'y avait pas, dans les cas où elle a été observée, une de ces erreurs de diagnostic dont notre but a été de signaler la fréquence. On a dit aussi, et l'on répète tous les jours, que les gastralgiques voient diminuer ou même cesser leurs douleurs après l'ingestion des aliments, tandis que ce même acte éveille au contraire la douleur chez les malades atteints d'une lésion ulcéreuse. On a voulu voir là un bon signe différentiel. Mais il peut arriver, dans l'ulcère simple, que la douleur cesse lorsque l'estomac est en pleine digestion, pour reparaître lorsqu'il est à l'état de vacuité (Luton). Brinton a même vu un malade chez lequel l'eau-de-vie calmait les souffrances. Cela n'est-il pas suffisant pour faire naître le doute et inspirer au praticien une prudence excessive, quand il lui faut porter un diagnostic et surtout un pronostic? L'hématémèse juge la question, nous dira-t-on. Mais, jusqu'à ce qu'elle apparaisse, devra-t-on donc rester désarmé devant la lésion qui peut exister depuis un temps fort long, sans s'annoncer autrement que par des douleurs (pseudo-gastralgie), le malade pouvant présenter, cela s'est vu, un état général relativement bon. Et, d'ailleurs, on verra plus loin, dans les observations que nous devons à M. le professeur Peter, que ce n'est pas toujours une hématémèse ni un mélæna qui révèleront l'existence d'un ulcère simple, et qu'une péritonite ou un pneumothorax, dus à une perforation de l'estomac, sont les accidents qui ont pu mettre sur la voie de la lésion jusque-là ignorée. Brinton a eu déjà l'occasion de faire la même remarque : « Une personne, dit cet auteur, le plus souvent une femme jeune et bien portante, d'autres fois une femme dyspeptique ou chlorotique depuis quelque temps, éprouve tout à coup, à la suite d'un repas, une douleur atroce dans l'abdomen, puis tous les symptômes d'une péritonite rapidement fatale. Ce passage rapide d'une santé apparente à une souffrance horrible et à la mort éveille singulièrement l'attention, et quelquefois fait naître le soupçon d'un empoisonnement. Cependant tous ces accidents ne sont dus à autre chose qu'à une perforation stomacale. »

Au surplus, nombre d'auteurs, parmi ceux qui ont traité de la gastralgie ou de la dyspepsie, ont appelé l'attention sur la difficulté de ce diagnostic. Voici comment Beau (1) s'exprime à ce sujet : « Quant à l'ulcère simple de l'estomac, c'est une espèce anatomique qu'on

(1) Traité de la dyspepsie, 1866.

voit parfaitement sur une table d'autopsie, mais qu'on ne peut reconnaître pendant la vie à l'aide de signes positifs, tellement les symptômes gastriques qui l'accompagnent sont communs à toutes les affections dyspeptiques. On peut seulement soupçonner l'existence d'un ulcère simple de l'estomac, quand, chez un dyspeptique non carcinomateux, il y a des hémorrhagies fournies par l'estomac. »

Axenfeld (loc. cit.), après avoir cherché à donner les bases nécessaires pour établir le diagnostic de la gastralgie, rappelle qu'après avoir recherché toutes les causes habituelles et les avoir éliminées, on doit encore faire une réserve au point de vue de l'existence possible d'un ulcère simple, et qu'on ne peut se prononcer d'une façon définitive.

Schmidtman, cité par Barras (1), déclare avoir vu des gastralgies se changer sous ses yeux en gastrite ou lésions organiques de l'estomac. L'auteur attribue ces faits à l'action trop énergique, à son avis, de la médication employée par le médecin allemand. Pour nous, nous n'y voyons pas autre chose que des *pseudo-gastralgies*, prises tout d'abord par Schmidtman pour des gastralgies vraies.

Il serait trop long et assurément fastidieux de citer encore d'autres auteurs, car alors il nous faudrait les citer presque tous.

Quant à ce qui regarde la gastrite chronique, nous ne pourrions que nous répéter et refaire, au sujet de

(1) Loc. cit.

cette affection et de ses points de ressemblance avec la gastralgie, à peu de chose près le tableau comparatif que nous avons donné plus haut. C'est pourquoi nous avons pensé qu'il était temps de céder la parole à M. le professeur Peter.

Notre savant maître enseigne qu'il y a des dyspeptiques, mais qu'il n'y a pas de dyspepsie, nosologiquement parlant. En d'autres termes, il y a des dyspeptiques, c'est-à-dire des individus digérant mal ; mais cette digestion imparfaite tient, pour peu qu'elle se prolonge, à une lésion matérielle de l'estomac, qui commence à l'hyperémie simple, mais permanente, se continue par la phlogose, c'est-à-dire gastrite, et peut aboutir même à l'ulcère dit ulcère simple. Ce ne sont pas là de simples vues de l'esprit, mais des faits.

Il a été donné à M. le professeur Peter de voir, comme consultant, à quinze et dix-huit ans de distance, des malades, traités comme dyspeptiques ou gastralgiques par un des plus grands hommes de la médecine contemporaine, qui succombaient à des accidents d'ulcère simple ; c'est-à-dire que ces malades, qui avaient été considérés antérieurement comme atteints d'une simple perturbation fonctionnelle (dyspepsie) ou d'une pure névrose de l'estomac (gastralgie), succombaient à une lésion toute matérielle (ulcère simple).

Peut-on croire que, dans ces cas que signale M. le professeur Peter, les malades en question ont eu successivement deux maladies de l'estomac indépendantes : d'abord des troubles fonctionnels, et ultérieurement une lésion matérielle des plus graves? Si invraisemblable que puisse être la chose, on pourrait à la rigueur l'admettre ; mais pour cela, encore faudrait-il que, dans l'intervalle qui s'est écoulé entre les symptômes de dyspepsie et ceux d'ulcère simple, il y ait eu une période d'intégrité absolue des fonctions digestives. Or, tel n'était pas le cas.

Voici maintenant les faits :

Obs. I (communiquée par M. le professeur Peter). — Le 21 avril 1879, M. Peter était appelé en consultation par le docteur Pfeiffer pour voir un malade âgé de 60 ans environ, qui avait été soigné dix-huit ans auparavant par un professeur de l'école de Paris pour une affection qu'il considérait comme une simple dyspepsie.

La prescription avait été l'emploi, avant chaque repas, d'une petite quantité de craie lavée et, à la fin du repas, deux gouttes d'acide chlorhydrique dans une petite quantité d'eau. Quand il y avait des douleurs, on avait conseillé l'usage de une à deux gouttes noires anglaises, plus un certain régime où le lait entrait pour une forte part.

Pendant dix-huit ans, le malade n'avait jamais cessé de souffrir de son estomac, avec des périodes d'amélioration, surtout quand il suivait son régime et avait recours aux prescriptions antérieures. Depuis six mois, il avait souffert davantage, notablement maigri, et presque complètement perdu l'appétit. Il avait des vomiturítions glaireuses le matin, et de temps à autre des vomissements de matières alimentaires.

Quand M. le professeur Peter le vit, il ne douta pas qu'il n'y eût une gastrite chronique, peut-être ulcéreuse. La température du creux épigastrique était de 37°, égale à celle de l'aisselle.

A quatre jours de là, le 25 avril, M. Peter était mandé de nouveau pour des accidents formidables survenus pendant la nuit précédente, et qui n'étaient autres que ceux d'un pneumothorax du côté gauche.

Le malade, qui se plaignait depuis quinze jours d'une vive douleur à l'épigastre, avait été pris tout à coup d'une angoisse formidable avec dyspnée, et, lorsque M. Peter le vit, il y avait une voussure thoracique à gauche, du son tympanique à la percussion, et un bruit de tintement métallique dans toute la moitié inférieure gauche du thorax. Il n'était pas douteux, dès lors, qu'il n'y eût pneumothorax, non pas à la suite d'une perforation pulmonaire (le malade n'ayant aucun signe de lésion des poumons), mais par perforation de l'estomac et du diaphragme à la suite d'un travail ulcéreux procédant de l'estomac vers le diaphragme après adhérences de celui-ci à celui-là.

A dater du jour de ces accidents du côté de la plèvre gauche, le malade cessa de vomir, bien qu'il eût de temps à autre des nausées. M. le professeur Peter ne va pas jusqu'à dire qu'il vomissait dans sa cavité pleurale gauche, mais le fait est que, après le pneumothorax, il y eut l'hydropneumothorax.

Le malade, ausculté dès lors avec le plus grand soin,

quant à ses sommets, ne présentait aucun signe de tuberculisation.

Il vécut ainsi pendant quatre jours et succomba aux progrès croissants de la dyspnée.

Dans ce cas, rien ne démontre l'existence de l'ulcère simple, sinon la douleur, les vomissements, avec les signes d'une perforation évidente de la plèvre du côté gauche.

Mais voici un cas qui ne semble pas devoir provoquer le doute :

Obs. II (communiquée par M. le professeur Peter). — Le 5 juin 1879, M. Peter était appelé en consultation par le Dr Ed. Michel, avec le Dr Archambault, pour un malade également considéré comme dyspeptique depuis plus de vingt ans, soigné à la même époque par la même illustration médicale que le précédent, et qui était pris, depuis plusieurs jours, de douleurs épigastriques très intenses, de palpitations et de dyspnée.

La pâleur était extrême, et il y avait refroidissement des extrémités, de façon que la question de l'ulcère simple avec hémorrhagie gastrique fut discutée dans le cours de la conversation, sinon résolue affirmativement.

Le 9, M. Peter était rappelé chez ce même malade par le Dr Michel, en raison d'un mélæna considérable qui durait déjà depuis vingt-quatre heures, et auquel le malade succomba deux jours après. Le mélæna avait été précédé de vomissements de matières noires.

Obs. III (communiquée par M. le professeur Peter). — M. Peter ne croit pas sans intérêt de rapprocher ces deux cas de celui d'un célèbre professeur de la Faculté de Paris, qui vient de mourir à l'âge de 82 ans, en proie à d'atroces douleurs d'estomac, avec vomissements noirs pendant les huit derniers jours de sa vie, qui se termina, au milieu de ces symptômes d'ulcère simple, dans le marasme le plus complet. Or, ce professeur, nosologiquement grand partisan des états organopathiques, digérait mal depuis plus de quarante ans, et se considérait comme dyspeptique, c'est-à-dire n'ayant pas une lésion de l'estomac. Il traitait sa dyspepsie depuis ce grand laps d'années par de fortes doses de bicarbonate de soude.

Il n'est pas douteux, pour M. Peter, que le professeur en question a eu, pendant quarante ans, de l'hyperémie gastrique d'abord, de la gastrite chronique ensuite, et de la gastrite ulcéreuse enfin ; et que, pendant tout le cours de cette longue maladie, la dyspepsie n'était qu'un pur symptôme de lésions incontestables de la membrane muqueuse gastrique.

Obs. IV (communiquée par M. le professeur Peter). — Dans le cours du mois de juillet dernier, M. le professeur Peter fut appelé en consultation par le Dr Arthuis, pour voir un tailleur de la rue Richelieu qui avait été antérieurement vu par un célèbre professeur de la Faculté et considéré comme atteint de gastralgie simple. Le traitement avait consisté dans l'administration de quelques gouttes d'opium avant les repas, et l'intensité des douleurs, d'une part, et la tolérance du malade, d'autre part, entraînèrent celui-ci à prendre progressivement le laudanum par *verres* dans le cours de la journée ; de sorte que le médecin ordinaire avait autorisé le pharmacien à donner au malade la quantité de laudanum que celui-ci lui demandait.

Quand M. Peter vit le patient, il constata une vive douleur au creux de l'estomac, avec douleur correspondante et *caractéristique* dans le dos. Le malade avait beaucoup maigri, il vomissait fréquemment, et telle était l'intensité des douleurs d'estomac, que ce malade vivait depuis plusieurs mois, le corps penché en avant, appuyé sur une chaise.

Ici les troubles fonctionnels, l'intensité des douleurs, l'amaigrissement ne permettent pas à M. Peter de croire qu'il s'agissait d'une simple névrose, et l'autorisent à penser, bien qu'il n'y eût pas eu de vomissements noirs, qu'il s'agissait d'un ulcère de l'estomac.

Obs. V (communiquée par M. le professeur Peter). — Dans le cours de l'année 1879, M. le professeur Peter était appelé en consultation par le Dr Dezarnauds, pour un entrepreneur de constructions, traité depuis plusieurs années pour une dyspepsie simple ; et, en effet, cet individu, sauf les douleurs gastriques qui n'étaient pas permanentes, et des vomissements de temps à autre, n'avait pas sensiblement dépéri. Cependant l'existence d'un point douloureux à la région épigastrique et la longue persistance des troubles fonctionnels firent considérer cette dyspepsie comme suspecte par M. Peter.

A quelques mois de là, le Dr Dezarnauds racontait à M. Peter que son client avait été pris tout à coup d'atroces douleurs dans le ventre, avec refroidissement des extrémités, altération des traits du visage, vomissements répétés, état syncopal, et mort au bout de quelques heures avec tous les symptômes d'une péritonite par perforation.

M. Peter ne doute pas que dans ce cas il n'y ait eu perforation de l'estomac par ulcère simple, lequel s'était ouvert dans la cavité du péritoine, au lieu de le faire, comme chez le malade de l'observation I, dans la cavité de la plèvre.

Obs. VI (communiquée par M. le professeur Peter). — Dans le courant du mois de juillet 1879, M. Peter était appelé en consultation pour voir la femme d'un miroitier du faubourg du Temple, qui était dyspeptique de l'estomac et de l'intestin (ce qui dominait, c'était une diarrhée presque quotidienne). Depuis environ six mois, cette diarrhée s'était arrêtée et avait été remplacée par des douleurs vives de l'estomac suivies de vomissements.

A partir de cette époque, la malade maigrit notablement et perdit ses forces. Lorsque M. le professeur Peter la vit, elle était pâle, mais encore pourvue d'un certain embonpoint. La percussion méthodique et méticuleuse ne permit de découvrir aucune matité appréciable.

M. Peter pensa qu'il s'agissait, dans ce cas, d'une

gastrite chronique, comme il y avait eu entérite chronique, alors qu'il y avait de la diarrhée persistante. Il engagea son confrère à réserver le pronostic, et à prévenir la famille qu'il pourrait bien survenir ultérieurement des vomissements de sang ou de matières noires.

Moins de quinze jours après sa première consultation, M. Peter était rappelé pour des hématémèses répétées qui s'étaient produites quarante-huit heures avant la deuxième consultation, et *que la famille n'avait pas hésité à rapporter à l'application d'un vésicatoire au creux de l'estomac.*

Obs. VII (personnelle). — La nommée Marie H..., cuisinière, âgée de 49 ans, entre à l'hôpital de la Pitié, le 28 mai 1879. Elle est couchée au n° 26 de la salle Notre-Dame, service de M. le professeur Peter.

Son père est mort à 64 ans d'hydropisie (?). Sa mère est morte en couches. Elle n'a ni frère ni sœur.

Elle raconte qu'elle est malade depuis l'année 1871, et rapporte ses souffrances aux fatigues qu'elle a éprouvées pendant le siège.

Avant cette époque, elle avait toujours été très-bien portante. Elle est mariée, sans enfants. Elle est très nerveuse.

Interrogée au point de vue des habitudes alcooliques, elle répond négativement, mais la profession qu'elle exerce est bien faite pour inspirer le doute.

C'est le 11 mai 1871 qu'elle commença à ressentir des douleurs au creux de l'estomac et qu'elle vit en même temps diminuer son appétit. Tout l'été se passa dans les souffrances, sans qu'elle fît rien pour y remédier. Enfin elle consulta M. le docteur Oulmont, qui porta le diagnostic *gastralgie* et lui ordonna le traitement suivant :

Régime lacté; eau de Vichy et pepsine.

Elle le suivit pendant trois mois. Au bout de ce temps l'appétit revint et les digestions s'opérèrent facilement. Cette amélioration persista jusqu'en 1877.

Toutefois, elle dit qu'elle ne digérait pas aussi bien, et qu'elle n'avait plus autant d'appétit qu'avant sa gastralgie.

Au mois d'août 1877, elle entra à la Pitié dans le service de M. Desnos. Voici ce qui lui était arrivé : Elle avait été reprise cinq mois auparavant des mêmes accidents qu'en 1871 ; elle avait d'abord attendu, mais huit jours avant d'entrer elle avait eu un vomissement de sang, noir d'abord, puis rouge ensuite.

Cette hématémèse avait été précédée de douleurs beaucoup plus vives que lors de la première attaque. Ces douleurs s'irradiaient dans le dos et s'accompagnaient de ballonnement du ventre et de l'estomac.

Le traitement de M. Desnos consista en cataplasmes chloroformés, application de vésicatoires dans le dos et au niveau des hypochondres, solution de morphine à l'intérieur, eau de Vichy et régime lacté.

Elle sortit au bout d'un mois, se trouvant très bien et ayant engraissé, dit-elle.

Tout alla pour le mieux jusqu'au mois de février, époque à laquelle elle vit reparaître tous les troubles qu'elle avait éprouvés précédemment, et eut une nouvelle hématémèse (moitié d'une grande cuvette environ). Elle ne peut donner de renseignements sur ses selles. Depuis lors elle eut une anorexie absolue, avec des vomissements constants aussitôt après l'ingestion des aliments ou même des boissons, en quantité si minime qu'elle en prît.

Elle est entrée à l'hôpital le 28 mai dernier,

Depuis son entrée elle a vomi deux fois. Il y avait quelques filets de sang au milieu des matières vomies. Elle éprouvait un vif dégoût à la vue des aliments, et cependant il lui semblait qu'elle avait très faim. Elle prend le lait avec grand plaisir.

Prescription : eau de Vichy et lait; injections de morphine; pointes de feu et cautère au creux épigastrique.

1er juin. Elle n'a pas notablement maigri, quoiqu'elle dise qu'elle était plus forte auparavant. Elle accuse une vive douleur à la pression, au niveau du creux épigastrique ainsi que dans l'hypochondre gauche, en arrière et en avant, tout le long du 10e espace intercostal. La langue est saburrale; pas de fièvre. Cependant depuis que le traitement est institué elle se trouve beaucoup mieux, et n'a pas vomi depuis deux jours.

Ce mieux se continue avec des alternatives jusqu'au 22 juin. Depuis plusieurs jours la malade mange du pain et de la viande qu'elle digère sans trop de difficulté.

Le 23. La malade a vomi hier matin à plusieurs reprises. Les matières des vomissements étaient exclusivement constituées par de la bile ; on n'y a pas trouvé le moindre filet de sang. Aujourd'hui elle se trouve moins bien et a moins d'appétit. La douleur épigastrique et intercostale persiste.

Le 25. Elle va un peu mieux. Elle n'a pas vomi de nouveau. Douleur toujours très vive.

On ordonne un vésicatoire au point douloureux.

Le 27. Même état ; cependant la douleur est moins vive depuis l'application du vésicatoire.

2 juillet. La malade n'a pas eu de nouveaux vomissements ; cependant elle déclare qu'elle se sent moins bien depuis une huitaine de jours. Il n'y a plus que le lait qu'elle prenne avec plaisir. La douleur intercostale a reparu.

Le 7, Même état. On a posé un nouveau cautère au creux épigastrique. L'appétit est diminué.

Le 11. Elle ne se sent pas mieux. Elle ne peut plus manger de viande ; les digestions sont pénibles. La douleur de l'hypochondre gauche persiste ; celle du creux épigastrique est moins vive.

Le 16. Ces jours-ci la digestion est devenue tellement difficile qu'elle va jusqu'à l'oppression avec état anxieux, mais sans vomissements ni vomiturions. Toute la région stomacale est très sensible ; la pression exagère cette sensibilité.

Prescription : viande crue ; pointes de feu.

Depuis lors elle digère mieux et souffre moins.

Elle sort le 23 juillet pour aller au Vésinet, sans avoir présenté d'autres accidents. Elle garde son cautère qu'on lui a conseillé d'entretenir.

La température locale, c'est-à-dire au creux épigastrique, a été prise à trois époques différentes par

M. Belin, externe du service, qui a bien voulu nous communiquer les résultats obtenus :

1° le 29 mai, T. ax., 36,5. — T. épig., 36.

2° le 16 juin, T. ax., 37°. — T. épig., 36,9.

3° Le 20 juin, T. ax., 37°. — T. épig. 36,9.

Obs. VIII (personnelle). — La nommée Eulalie B..., âgée de 34 ans, marchande de vins, entrée à l'hôpital de la Pitié le 31 mai 1879, est couchée au n° 2 de la salle Notre-Dame, service de M. le professeur Peter.

Elle est marchande de vins depuis huit ans. C'est elle qui est à la tête du commerce, et elle raconte qu'elle est souvent forcée de boire. Elle consomme environ un litre de vin par jour, sans compter d'autres consommations dans lesquelles l'alcool entre pour une forte part. Elle a eu trois enfants qui sont morts en bas âge.

Son père est mort à l'âge de 76 ans ; sa mère est morte à 37 ans d'apoplexie (?); sa grand-mère paternelle aurait succombé à une gastrite; elle ne se nourrissait plus, à la fin de son existence, qu'avec du lait et des échaudés.

La malade mange fort peu habituellement et se plaint d'avoir l'estomac paresseux, autrement elle est bien portante.

Au mois de décembre dernier, elle a eu une fièvre typhoïde, avec vomissements constants pendant toute cette maladie, qui a duré jusqu'au 25 janvier dernier.

A cette époque elle entra en convalescence, mais les vomissements continuèrent. Les matières vomies ont toujours été verdâtres. D'après son dire, ces vomissements reparaissaient deux à trois fois et même jusqu'à huit fois par jour, sans qu'elle ait pu établir de relation entre leur apparition et l'ingestion des aliments. Ils s'annonçaient, en général, par des vomituritions et par des sensations d'éblouissement et d'étourdissement. A ce moment elle n'avait pas de crampes d'estomac et ne ressentait aucune douleur au creux épigastrique.

Mais elle fut bientôt reprise de fièvre et dut garder le lit de nouveau. Alors aussi elle ressentit des douleurs très vives au niveau du creux épigastrique et dans les hypochondres, avec retentissement jusqu'à l'ombilic. Les vomissements persistaient. La diarrhée, qui avait cessé depuis la convalescence, reparut alors (15 selles par jour environ). A tous ces phénomènes s'ajouta un léger ténesme vésical et rectal.

La malade ne fit rien ou à peu près, pour combattre ces accidents, jusqu'au 20 février, époque à laquelle elle se présenta à la consultation de l'hôpital. Sur le conseil qu'on lui donna, elle se décida à entrer.

Pendant deux mois environ, elle continua à avoir des crises gastralgiques, suivies de vomissements qui cédèrent cependant à l'usage de la glace.

Il y avait eu néanmoins des périodes d'accalmie, spécialement après l'application de vésicatoires au creux épigastrique. Pendant tout ce temps, elle eut aussi une fièvre persistante, qui ne céda qu'au sulfate de quinine. L'inappétence était absolue.

Comme traitement général, M. le professeur Peter avait prescrit le laudanum et les toniques.

Elle partit au Vésinet, très améliorée, le 23 avril, mais au bout de huit jours, elle vit ses jambes enfler et elle fut prise de douleurs dans les hypochondres. Les vomissements reparurent également, mais l'application de quelques vésicatoires lui procura un soulagement notable.

Se sentant toujours très-faible et sans aucun appétit, elle rentre à l'hôpital le 31 mai dernier.

La malade dit avoir beaucoup maigri depuis quelque temps. Les yeux sont excavés. Le facies n'est pas très pâle et ne présente pas de teinte jaune.

Les douleurs, depuis quelques jours, semblent s'être localisées dans le côté gauche et dans le dos. La douleur au creux épigastrique persiste et augmente à la pression. Cependant la malade ne vomit presque plus, et l'appétit semble revenir.

Elle a une toux sèche, constante, qui augmente la douleur de côté. Elle n'a pas vu ses règles depuis huit mois.

A la percussion, on ne trouve rien de bien net.

A l'auscultation, la respiration est un peu rude au sommet gauche, en avant et en arrière; elle est saccadée à droite.

Il n'y a rien de particulier du côté du cœur ni du foie.

13 juin. On a fait, il y a deux jours, une cautérisation ponctuée au niveau de la région épigastrique. Cela semble avoir soulagé un peu la malade. Elle n'a pas vomi, mais elle a eu 5 selles diarrhéiques cette nuit.

Le 16. Le mieux s'est continué. La pression au niveau du creux épigastrique réveille une faible douleur. Elle a eu une légère envie de vomir ce matin. Les règles ont reparu avant-hier. La diarrhée persiste (4 à 5 selles par jour).

Le 18. Même état. On prescrit de l'eau albumineuse contre la diarrhée.

Le 23. La malade se sent tout à fait mieux. Elle n'a eu ni nausées, ni vomissements. Les digestions sont devenues faciles et l'appétit est beaucoup meilleur. La pression du creux épigastrique ne réveille plus de douleur.

Elle sort le 25 pour aller au Vésinet, dans un état de santé relativement bon.

Le traitement à consisté dans des cautérisations ponctuées, l'usage du laudanum et du lait.

La température locale prise de la même façon que chez la malade de l'observation précédente a donné les résultats suivants:

1° Le 3 juin. T, ax., 37,2. — T. épig., 36,5.
2° Le 6. T. ax., 38,5. — T. épig., 38,2.
3° Le 16. T. ax., 37,3. — T. épig., 36,6.
4° Le 20. T. ax., 37,3. — T. epig.. 36,6.

Faire suivre notre observation VII de réflexions, quelles qu'elles soient, serait superflu. Les hématémèses successives qui ont été observées chez cette malade imposent le diagnostic à l'esprit même le plus prévenu.

Pour ce qui est de la malade de l'observation VIII, il pourrait y avoir tout d'abord un point de doute, mais si l'on veut se reporter aux symptômes gastriques qu'il a été donné d'observer pendant le cours de la fièvre typhoïde, on n'hésitera pas à rapporter tous les accidents qu'elle a éprouvés pendant sa convalescence à l'inflammation chronique de la membrane muqueuse de l'estomac. Pour nous, en effet, il n'est pas douteux que, chez cette malade, il s'est produit du côté de l'estomac les mêmes phénomènes inflammatoires que du côté de l'intestin. Elle a eu une gastrite aiguë, au même titre qu'elle avait fatalement une entérite aiguë, de par la localisation habituelle, dans l'intestin, des lésions résultant de l'infection générale de l'économie par le poison typhique. Et de même que la diarrhée, qui a persisté pendant si longtemps chez elle, ne peut être attribuée qu'à une entérite chronique succédant à cette entérite aiguë, de même les crises gastralgiques et les vomisssements qui les ont accompagnées, ne peuvent être attribués à autre chose qu'à une gastrite chronique, qui succédait aux accidents aigus observés pendant le cours de la maladie. Le terrain, d'ailleurs, était préparé par les excès alcooliques non douteux auxquels la malade était condamnée par sa profession.

Toutes ces observations portent en elles leur enseignement évident, et sont bien faites pour montrer avec quelle prudence et quelle circonspection méticuleuse il faut agir, quand on se trouve en face de ces pseudo-gastralgies. Les hommes les plus éminents n'ont pu éviter l'erreur ; et cela tient, nous avons le regret d'être obligé de le dire, à une sorte de parti-pris contre les idées de Broussais. On admet bien vite une entéro-colite chronique chez une malade atteinte de diarrhée persistante; mais si elle présente en même temps des troubles fonctionnels du côté de l'estomac, comme celle de l'observation VI, on n'hésite pas à en faire une gastralgie ou une dyspepsie simple, jusqu'à ce que les vomissements hémorrhagiques, caractéristiques de la gastrique chronique ulcéreuse, soient venus démontrer l'erreur. On craindrait le ridicule en portant le diagnostic diarrhée simple, dit M. le professeur Peter, mais on ne craint pas de porter celui de gastralgie ou de dyspepsie, ce qui revient au même pourtant, dans la majorité des cas.

Défiez-vous des gastralgies qui durent, disait ce maître éminent au cours de la Faculté. On n'a pas une gastralgie pendant des années; on a alors une gastrite grave, et le doute n'est plus permis quand, suivant son expression imagée, au bout d'un temps plus ou moins long, cette gastrite REVÊT SA ROBE SANGLANTE.

Il y a des pseudo-gastralgiques, ajoute-t-il, dans le déclin de la fièvre typhoïde, qui succombent parce qu'on méconnait l'état du malade. Le mieux qu'on ait à faire dans ces cas, c'est de mettre des vésicatoires, des ventouses scarifiées, et de s'efforcer ainsi de combattre la gastrite. Le malade délire quelquefois, avec un pouls petit, une température basse. Tous ces troubles ne sont que le résultat de l'inanition, parce qu'on n'a pas fait le diagnostic de la gastrite. Ces pseudo-gastralgies s'accompagnent presque toujours d'une élévation de température le soir, aussi bien locale que générale. Le pronostic est beaucoup plus grave que dans les autres cas, et le traitement doit être beaucoup plus énergique.

Pour notre maître, le traitement de toutes les pseudo-gastralgies se résume en ceci : il faut très-peu de médicaments, beaucoup d'hygiène et plus encore de révulsion.

Avoir donné l'éveil au praticien et l'avoir prévenu des difficultés qu'il rencontrera dans le diagnostic de la gastralgie, qu'elle s'accompagne ou non de dyspepsie, c'est presque lui avoir donné le moyen de ne pas faire fausse route. Nous croyons que, dans nombre de cas, la température locale, prise avec soin, pourra éclairer beaucoup le diagnostic. Les recherches de Leven (Société de biologie, 1879) sur la température épigastrique, portent à conclure que la température normale est à ce niveau de 35° (1). Aussitôt donc qu'elle dé-dépassera ce chiffre, il faudra avoir l'attention singulièrement éveillée au sujet d'une lésion inflammatoire possible. Les résultats obtenus sur les malades des observations VII et VIII et sur celui de l'observation I ne laissent aucun doute à ce sujet. Dans un cas, en effet, elle était de 37°, égale à la température axillaire, et dans les deux autres cas, elle ne fut jamais inférieure à 36°. Elle atteignit même 38° chez la malade qui fait le sujet de l'observation VIII. Il est bon d'ajouter toutefois que c'est une voie qui reste ouverte aux recherches,

(1) M. le professeur Peter, qui a fait des recherches antérieures de 3 ans sur le même sujet, a trouvé que la température physiologique était égale à environ 35°,5 au niveau du creux épigastrique.

et des conclusions absolues sur ce point seraient prématurées aujourd'hui.

Nous ne voulons pas terminer ce travail sans répondre d'avance à une objection que l'on pourrait être tenté de nous faire au sujet de l'absence de tout examen anatomo-pathologique venant confirmer nos assertions. A ceux qui ne seraient pas suffisamment convaincus par les complications formidables (hématémèses, mélænas, perforations) mentionnées dans nos observations, nous répondrons par une simple question :

Où sont les preuves anatomiques qui démontrent l'absence de lésions dans les gastralgies considérées comme purement nerveuses? C'est vainement que nous les avons recherchées dans la monographie si complète de Barras, à moins qu'on ne veuille accepter comme telles les observations anatomo-pathologiques qu'il rapporte, et où les malades ont succombé à une affection tout autre qu'à une maladie de l'estomac.

CONCLUSIONS.

1° Il y a des pseudo-gastralgies, c'est-à-dire des formes de la gastrite chronique simple ou ulcéreuse, qui peuvent faire croire à une douleur essentielle de l'estomac, quand il existe, au contraire, une lésion de la muqueuse gastrique.

2° Ces pseudo-gastralgies peuvent persister pendant un temps quelquefois fort long, sans se révéler autrement que par le phénomène douleur, seul ou accompagné de quelques troubles fonctionnels peu accusés, l'état général restant relativement bon.

3° L'ulcère simple est l'affection qui induit le plus souvent en erreur. Le praticien fera donc toujours des réserves au sujet de l'existence possible de cette affection, lorsqu'il se trouvera en face d'une gastralgie dont la cause aura échappé à ses minutieuses recherches.

4° La température locale pourrait, dans quelques cas, aider au diagnostic.

5° Le traitement doit consister dans une hygiène bien entendue, et surtout dans l'emploi des révulsifs (vésicatoires, ventouses scarifiées, cautères, etc.), dont on usera dès le début des accidents. L'opium est le seul médicament qui ne soit pas nuisible (Peter).

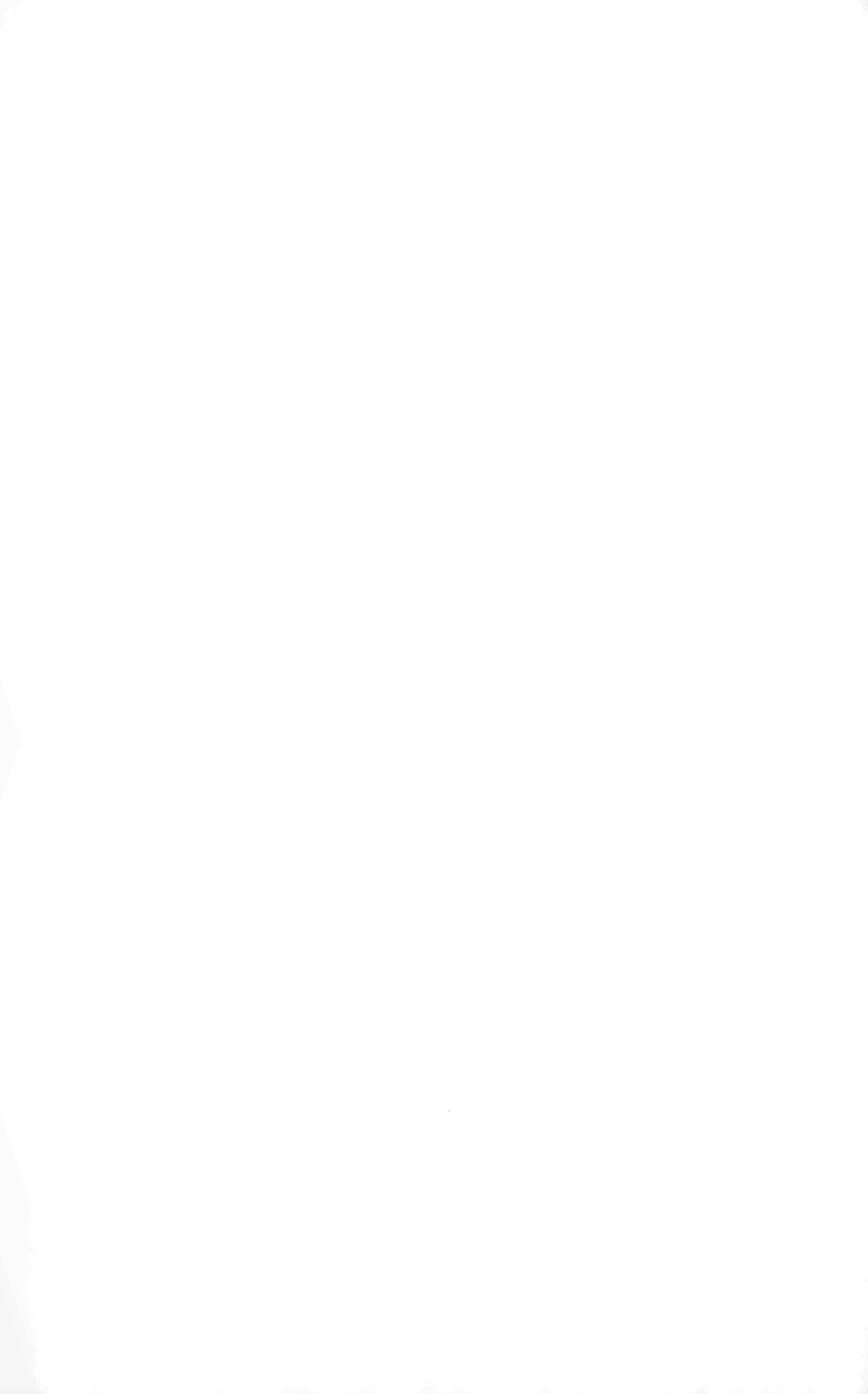

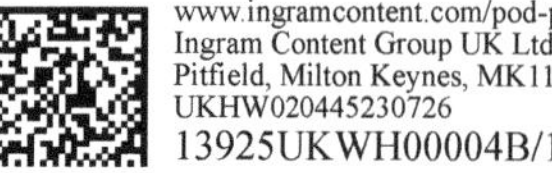

www.ingramcontent.com/pod-product-compliance
Ingram Content Group UK Ltd.
Pitfield, Milton Keynes, MK11 3LW, UK
UKHW020445230726
13925UKWH00004B/1810